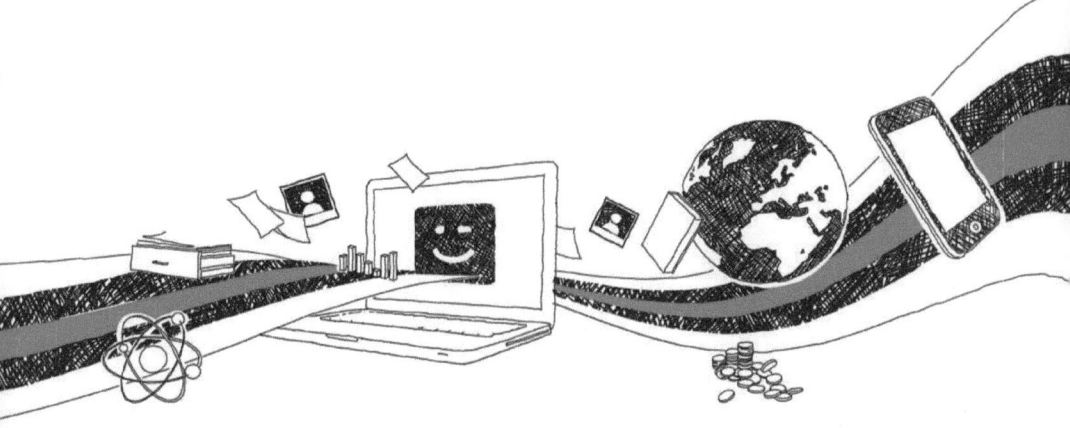
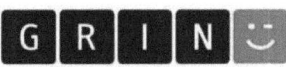

Pflegeberatung. Individueller Versorgungsplan und Serviceplanung. Eine Fallbearbeitung

Litza Feld

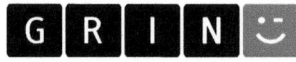

Bibliografische Information der Deutschen Nationalbibliothek:

Die Deutsche Nationalbibliothek verzeichnet diese Publikation in der Deutschen Nationalbibliografie; detaillierte bibliografische Daten sind im Internet über http://dnb.d-nb.de abrufbar.

ISBN: 9783963563423
Dieses Buch ist auch als E-Book erhältlich.

© GRIN Publishing GmbH
Trappentreustraße 1
80339 München

Druck und Bindung: Books on Demand GmbH, Norderstedt Germany
Gedruckt auf säurefreiem Papier aus verantwortungsvollen Quellen

Das Buch bei GRIN: https://www.grin.com/document/1452373

Forum Berufsbildung

Hausarbeit

„Anna Zeikert"

Studiengang: Pflegeberater*in nach § 7a Abs. 3 S. 3 SGB XI

Abgabedatum: 21. Januar 2024

Verfasserin:

Litza Feld

1. Einleitung

Im vorliegenden Fallbeispiel, das sich mit Anna Zeikert beschäftigt, treten multiple, komplexe, akute und prognostisch eintretende Probleme auf. Seit ihrer gesundheitlichen Verschlechterung vor 5 Jahren ist es für sie zunehmend schwierig geworden, ihren Alltag eigenständig zu bewältigen. Sie ist stark auf die Hilfe ihres ebenfalls betagten Ehemannes und ihrer berufstätigen Tochter angewiesen. Obwohl beide diese Unterstützung gerne leisten, übersteigt sie deutlich ihre Belastungsgrenze. Die Situation ist für die Tochter sehr herausfordernd, da sie zeitliche Probleme hat und kaum noch Energie aufbringen kann, um ihren sehr anspruchsvollen Beruf in aller Ruhe auszuüben. Die Tochter empfindet die fehlende Kooperationsbereitschaft ihrer Mutter als besonders schwierig, da sie beispielsweise uneinsichtig bezüglich wichtiger Hilfsmittel, wie einem Hörgerät ist. Dies beeinträchtigt die Kommunikation erheblich. Darüber hinaus lehnt die Mutter wichtige Medikamente für sich ab und hortet sie. Auch vernachlässigt sie immer mehr über den Tag verteilt zu Trinken. Aufgrund der Tatsache, dass sich das Einfamilienhaus etwas außerhalb von Berlin befindet und Frau Zeikert nicht mehr in der Lage ist, eigenständig mit dem Bus zu fahren, ist es ihr nicht möglich, wichtige Arzttermine, wie zum Beispiel beim Neurologen oder andere Therapien wahrzunehmen. Diese Entfernungen sind für sie oder in Begleitung ihres Mannes körperlich zu überfordernd. Aufgrund zeitlicher Einschränkungen ist es für die Tochter auch sehr belastend, sich um sämtliche finanziellen und behördlichen Angelegenheiten zu kümmern. Zudem fehlt es ihr an Wissen über die Patientenverfügung, Vorsorgevollmacht und die Beantragung von Unterstützungsleistungen. Weiter ist festzuhalten, dass Frau Zeikert aufgrund von Barrieren im Erdgeschoss, wenig Bewegungsspielraum hat. Zum Beispiel gibt es Schwellen auf dem Boden und einen zu hohen Einstieg in die Badewanne, was ihre freie Beweglichkeit innerhalb des Hauses stark einschränkt. Ein weiterer Aspekt ist die fehlende gesellschaftliche Teilhabe, da sie außerhalb von Berlin etwas ländlich wohnen und ihre Mutter rein körperlich und gesundheitlich nicht sehr belastbar ist.

Frau Zeikert ist sich bewusst, dass sie zusätzliche Unterstützung benötigt, aber sie sorgt sich, dass sie sich solche Hilfsleistungen aufgrund ihres Gesamteinkommens und Vermögens nicht leisten kann. Sie möchte ihren Angehörigen nicht länger zur Last fallen und wäre bereit, in ein Pflegeheim zu ziehen, falls es keine andere Lösung gibt. Allerdings macht sie sich auch Sorgen, einen erschwinglichen Pflegeplatz zu finden, ohne ihr Eigenheim verkaufen zu müssen.

Es besteht dringender Handlungsbedarf, da Frau Zeikert ärztliche Begleitung benötigt und ihr betagter Ehemann sowie ihre berufstätige Tochter ebenso dringend Entlastung bedürfen. Es ist angebracht, Case Management einzusetzen, da es der Familie Zeikert voraussichtlich nicht gelingen wird, die erforderlichen Hilfen eigenständig zu organisieren und effektiv zu koordinieren. Dies ist notwendig, um sicherzustellen, dass Frau Zeikert weiterhin in der Lage ist, ihren Alltag unabhängig zu gestalten. Es ist außerdem wichtig zu beachten, dass schwierige Probleme auf die Familie zukommen könnten, beispielsweise wenn der Ehemann aufgrund von Überforderung erkranken würde oder wenn die Tochter ihren Job aufgrund der Überlastung verlieren und die Finanzen dadurch einbrechen könnten. Darüber hinaus könnte sich der Gesundheitszustand von Frau Zeikert in nächster Zeit verschlechtern, wenn sie nicht regelmäßig zum Arzt geht, ihre Medikamente einnimmt und Therapien wahrnimmt. Es besteht Bedarf an einem individuellen Versorgungsplan und einer Serviceplanung.

2. Klärungsphase

2.1 Einstieg / Zugriff
Der Auftrag zur umfassenden Pflegeberatung gemäß § 7a SGB XI wurde von der Pflegekasse von Frau Zeikert erteilt. Die Pflegeberaterin nimmt telefonisch Kontakt mit der Familie Zeikert auf, um einen Hausbesuch anzubieten. Dabei wurden auch Informationen über das Case-Management-Programm kurz erläutert.

2.2 Fallermittlung
Frau Zeikert, 84 Jahre alt, lebt gemeinsam mit ihrem betagten Ehemann und ihrer Tochter in einem Einfamilienhaus außerhalb des Berliner Zentrums, in einer ländlichen Umgebung. In der Nähe befinden sich keine Ärzte oder Geschäfte für den täglichen Bedarf und die öffentlichen Verkehrsmittel fahren lediglich im Stundentakt. Das Ehepaar bewohnt das Erdgeschoss, während ihre Tochter die erste Etage für sich hat. Das Wohnumfeld ist gemütlich und gepflegt. Das gesamte Haus ist nicht barrierefrei ausgestattet, da es Schwellen auf dem Fußboden und ein nicht behindertengerechtes Badezimmer gibt. Aufgrund dieser Barrieren ist Frau Zeikert nicht in der Lage, sich selbstständig zu pflegen und sich frei im Haus zu bewegen. Sie ist auf die Unterstützung ihres Ehemanns und ihrer Tochter angewiesen, insbesondere bei der Körperpflege. Frau Zeikert beteiligt sich kaum am Gespräch und äußert lediglich, dass ihr mittlerweile alles zu viel wäre. Bei den auftretenden Schüben durch die Fibromyalgie zieht sie sich zurück und verweilt im Bett. Sie betrachtet die Einnahme der verschriebenen Medikamente als "Chemiebombe" und mag aus diesem Grund ihre Tabletten nicht einnehmen. Aufgrund ihrer starken gesundheitlichen und körperlichen Einschränkungen verlässt Frau Zeikert das Haus überhaupt nicht mehr alleine. Frau Zeikert bekommt Besuch von ihrer Freundin, allerdings nicht so häufig.

Die Tochter von Frau Zeikert führt das Gespräch und erklärt, dass sie einen sehr anspruchsvollen Beruf hat und langsam, aber sicher an ihre Grenzen gelangt, weil sie sich um die intensive Pflege ihrer Mutter kümmert. Sie arbeitet den ganzen Tag und kümmert sich nach Feierabend um die Belange ihrer Mutter bzw. ihrer Eltern. Neben der Pflege und der Haushaltshilfe kümmert sie sich auch um alle finanziellen und behördlichen Angelegenheiten. Dadurch bleibt ihr selbst keine Freizeit, sie fühlt sich gestresst und überfordert. Außerdem kommt sie an ihre Grenzen, da sie viele Dinge, die sie beantragen könnte, nicht kennt und nicht weiß, was ihr oder ihrer Mutter zusteht. Sie hat große Angst, dass sie ihren Job nicht mehr ausüben kann, weil ihr einfach die Zeit und die Energie fehlen. Aus diesem Grund macht sie sich auch finanzielle Sorgen, die sie stark belasten. Laut Aussage ihrer Tochter zeige sich ihre Mutter in depressiven Phasen nur bedingt Compliance, da sie die tägliche Einnahme ihrer Medikamente verweigert und über den Tag hinweg wenig trinkt. Zudem lehnt sie benötigte Hilfsmittel ab, wie beispielsweise das Tragen eines Hörgerätes, was die Kommunikation mit ihr erschwert. Aufgrund der durch die Fibromyalgie verursachten körperlichen Schmerzen ist Frau Zeikerts Teilhabe am gesellschaftlichen Leben stark eingeschränkt. Die Tochter betont, dass eine Hochstufung des Pflegegrades auf Stufe Zwei erfolgt ist und der Entlastungsbetrag, der über den Sozialdienst gewährt wird, nicht ausreicht. Sie benötigt Hilfe bei der Antragsstellungen, insbesondere für die Schwerbehinderung, sowie bei der Planung und Koordinierung von Arztbesuchen und Therapieterminen. Zudem würde sie gerne mehr über die Patientenverfügung und die Vollmacht ihrer Mutter erfahren und ob pflegende Angehörige, die noch berufstätig sind, Unterstützungsleistungen erhalten.

Außerdem wurde erwähnt, dass die Hausärztin seit Monaten darauf besteht, den Neurologen zur weiteren Therapie hinzuzuziehen. Allerdings gestaltet sich dies schwierig, da ihre Eltern aus gesundheitlichen und altersbedingten Gründen nicht mehr in der Lage sind, weite Strecken mit öffentlichen Verkehrsmitteln zurückzulegen, auch nicht für die wöchentliche Physiotherapie.

Der Ehemann von Frau Zeikert ist sehr bemüht und liebevoll im Umgang mit seiner Ehefrau. Er betont oft, dass er erst jetzt den Satz "in guten wie in schlechten Zeiten füreinander da zu sein" richtig versteht. Bis vor fünf Jahren führten sie ein wunderbares Leben und bereisten die Welt, auch noch zu Beginn ihrer Erkrankung. Falls es irgendwann nicht mehr möglich sein sollte, zu Hause zu leben, wäre er bereit, gemeinsam mit seiner Frau in ein Pflegeheim zu ziehen, schließlich sind sie bereits seit 50 Jahren verheiratet. Besonders große Sorgen würde er sich um seine Tochter machen, die einen sehr anspruchsvollen Beruf ausübt.

2.3 Aufnahme

Bei dem Hausbesuch wurden allen anwesenden Personen eine unterstützende Maßnahme im Rahmen des Case-Managements vorgeschlagen. Es wird erklärt, dass es sich dabei um eine zeitlich begrenzte Unterstützung handelt, die in erster Linie nicht auf eine Unterbringung in einem Pflegeheim hinausläuft. Frau Zeikert wird erläutert, dass gemäß den Datenschutzbestimmungen eine Entbindung von der Schweigepflicht erforderlich ist, jedoch betont, dass sie das Recht hat, diese Entbindung jederzeit oder nur für bestimmte Personen zu widerrufen.

Frau Zeikert ist erleichtert, als sie erfährt, dass alle Entscheidungen mit ihr als Ratsuchende besprochen werden und dass die Information, Beratung und Vermittlung von Dienstleistern neutral erfolgt. Daraufhin willigt sie ein, die notwendige Vollmacht für die Beratung im Namen des Pflegebedürftigen zu unterzeichnen, damit die Pflegeberatung in die Wege geleitet werden kann.

3. Assessment / Bedarfserhebung

3.1 Analyse der Problem- und Ressourcen

Die Problematik im Fall von Frau Zeikert ist äußerst vielschichtig. Im Beratungsgespräch bestätigten sich die Vorinformationen, dass die 50-jährige Tochter überfordert ist und Angst um ihren Arbeitsplatz hat. Sie berichtete intensiv darüber, wie ihr Tagesablauf seit Monaten aussieht, insbesondere in Bezug auf die Betreuung ihrer Mutter und die Unterstützung ihrer Eltern. Sie schilderte den Arbeitsstress aufgrund ihrer anspruchsvollen beruflichen Tätigkeit, die sie auch nach Feierabend noch bewältigen muss. Sie erklärte, welche zusätzlichen Aufgaben auf sie zukommen und betonte, dass sie praktisch keine Zeit zur Erholung hat und auch keine Freizeit für sich selbst in Anspruch nehmen kann.

Der Ehemann von Frau Zeikert bestätigte diese Darstellung und berichtete auch über seine eigene Situation, besonders im Bezug weite Strecken mit dem Bus zu fahren, die mit längeren Wartezeiten verbunden sind, weil der Bus nur stündlich fährt. Er erklärte, dass er sich selbst phasenweise angestrengt fühlt und er ja auch nicht mehr der Jüngste ist. Die Information über das Versprechen, "in guten wie in schlechten Zeiten füreinander da zu sein", verdeutlicht, dass diese Familie sich in einer starken Verpflichtung füreinander verbunden fühlt, gerade in schwierigen Lebensumständen.

Die größte Herausforderung liegt definitiv in ihrer mangelnden Bereitschaft, die verordneten Medikamente einzunehmen, was zu einer Verschlechterung ihres Zustands bei Fibromyalgie führt und zu einem höheren Pflegebedarf als eigentlich notwendig. Durch die Verweigerung der Medikamenteneinnahme leidet sie an stärkeren Schmerzen, zieht sich immer mehr zurück und zeigt Anzeichen von Antriebs- und Teilnahmslosigkeit, was für ihre Tochter eine große Belastung darstellt. Zudem fehlt ihr die Einsicht, Hilfsmittel wie beispielsweise ein Hörgerät anzunehmen, was die Kommunikation zusätzlich erschwert.

Es muss noch geklärt werden, welche zusätzlichen Hilfsmittel Frau Zeikert besitzt. Dazu wäre es notwendig, die gesamte untere Etage zu besichtigen. Insbesondere die Sichtung des Badezimmers, um festzustellen, ob ein Badewannensitz bzw. Badewannenlifter vorhanden sind. Außerdem die Klärung der Frage, ob ein Rollator vorhanden ist, der es Frau Zeikert ermöglicht, sich bei längeren Strecken hinzusetzen. Dies muss noch genauer recherchiert werden.

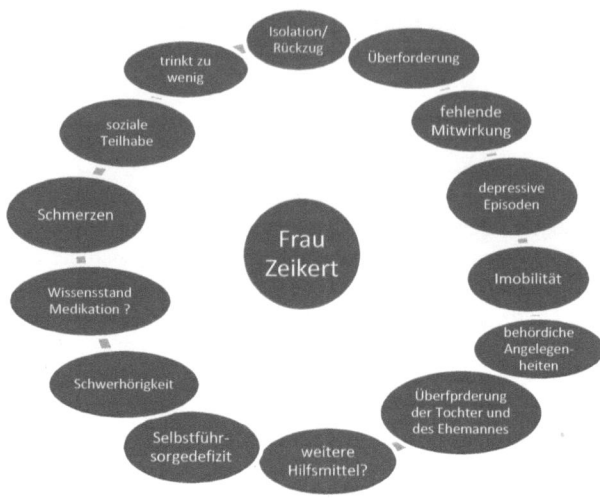

Abbildung II: Problemkarte angelehnt an das 8-Felder-Netzwerkarte von Prof. Dr. Dieter Röh

3.2 Analyse des Falls

a) Pflege

Frau Zeikert zeigt grundsätzlich Interesse an einer Pflegeberatung, da sie er-
kannt hat, dass sie ihren Alltag ohne angemessene Hilfe nicht bewältigen kann.

Es ist wichtig zu klären, warum die berufstätige Tochter sich um die Pflege ihrer
Mutter kümmert, anstatt dass die Familie sich für einen Pflegedienst entscheidet.
Die Inanspruchnahme eines Pflegedienstes könnte die Familie entlasten und es
der Tochter ermöglichen, ihrer beruflichen Tätigkeit nachzugehen.

Hinsichtlich der Einnahme von Medikamenten ist Frau Zeikert bisher uneinsichtig
und möchte nach Möglichkeit auf "Chemiebomben" verzichten. Es muss geklärt
werden, inwieweit sie tatsächlich über die Inhalte der Medikamente informiert ist,
und ob alternative Präparate oder medikamentfreie Therapien für sie in Frage
kommen. Durch bessere Aufklärung und Information könnte möglicherweise ihre
Einsicht gestärkt werden, so dass sie motiviert wird, ihre Medikamente zuverlässig einzunehmen. Im besten Fall könnte auch in Betracht gezogen werden, dass
die stellvertretende Vergabe der Medikamente über einen Pflegedienst erfolgt.
Dadurch müssten sich Ehemann und Tochter nicht mit diesem Thema auseinan-
dersetzen. Dies würde die Familie entlasten und den Konflikt reduzieren.

Des Weiteren ist fraglich, inwieweit Frau Zeikert offen ist für die Nutzung weiterer
Hilfsmittel oder zusätzlicher Unterstützung, um die Pflege zu erleichtern. Es sollte
geklärt werden, ob sie einen Rollator besitzt oder benötigt und ob dieser für sie
hilfreich wäre. Ebenso sollte geprüft werden, ob ein Badewannenlift oder ein

Duschstuhl im Badezimmer ihre Pflege erleichtern könnte, indem sie sich zum Beispiel sicher hinsetzen kann, um sich regelmäßig mit einem Waschlappen selbst zu waschen. Alternativ könnte über eine wohnraumverbessernde Maßnahme im Bezug aus die Badewanne hingewiesen werden.

Frau Zeikert ist jedoch unschlüssig, wie sie die finanzielle Seite dieser Unterstützung regeln soll. Außerdem sei sie nicht abgeneigt, in ein bezahlbares Pflegeheim umzuziehen, falls keine einfachere Lösung möglich ist.

b) Medizin

Wie bereits erwähnt, hatte die Familie Zeikert sämtliche ärztliche Unterlagen auf dem Tisch zurechtgelegt. Anhand dieser konnten folgende Diagnosen festgestellt werden:

- Fibromyalgie ICD-10-GM: M. 79 (chron. Schmerzsymptomatik)
- Presbyakusis ICD-10-Code: H91
- Coxarthrose (Hüftgelenk re.) ICD-Code: M16
- Rezidivierende depressive Störung, gegenwärtig remittiert ICD-10-Code: F33.4G

Als erste Diagnose steht fest, dass Frau Zeikert an Fibromyalgie (chronische Schmerzsymptomatik) leidet. Es ist nun wichtig, genauere Informationen über den Verlauf ihrer Symptome zu erhalten und welche Körperteile betroffen sind, da sich die Fibromyalgie unterschiedlich im Körper manifestieren kann. Ebenso sollte erfragt werden, ob sie auch an Schlafstörungen leidet, die häufig mit dieser Krankheit einhergehen. Es liegt in der Verantwortung der Pflegeberaterin nachzuhaken, inwieweit Frau Zeikert motiviert ist, einen Spezialisten für diese Erkrankung aufzusuchen, da ein Hausarzt allein nur bedingt ausreicht. Ein Facharzt, wie ein Rheumatologe, wäre in diesem Fall angebracht. Es wäre auch wichtig, einen Blick auf ihre Medikamente zu werfen, um festzustellen, ob sie die richtigen Medikamente besitzt oder ob es sich ausschließlich um Schmerzmedikamente handelt. Es sollte auch geprüft werden, ob eine nicht-medikamentöse Therapie für Frau Zeikert von Interesse wäre, da sie angegeben hat, dass sie „Chemie" ablehnt. Eine Kur, Bewegungstherapie, Rehakliniken, Entspannungsübungen und gymnastische Übungen mit einem Physiotherapeuten zu Hause oder außerhalb sollten ebenfalls in Betracht gezogen und abgeklärt werden.

Als zweite Diagnose ist bei Frau Zeikert eine altersbedingte Schwerhörigkeit festgestellt worden. Aufgrund dieser Schwerhörigkeit gestaltet sich die Kommunikation mit ihr nicht ganz einfach, da sie bislang kein Hörgerät verwendet bzw. ablehnt. Es sollte eruiert werden, ob Frau Zeikert motiviert werden kann, einen Hals-Nasen-Ohren-Arzt aufzusuchen, um den aktuellen Stand ihres Gehörs zu untersuchen. Der Hals-Nasen-Ohren-Arzt könnte auch erklären, warum es bei altersbedingter Schwerhörigkeit wichtig ist, ein Hörgerät zu nutzen. „Unbehandelte Presbyakusis kann vorzeitigen geistigen Abbau bis hin zur Demenz, sozialen Rückzug und Unsicherheit bei der Bewältigung des Alltags, beispielsweise im Straßenverkehr, zur Folge haben" (Deutscher Berufsverband der Hals-Nasen- und Ohren-Ärzte. e.V., 2024) für .

Frau Zeikert wurde als dritte Diagnose eine Coxarthrose im rechten Hüftgelenk diagnostiziert. Ähnlich wie bei der Fibromyalgie werden auch bei der Coxarthrose Bewegungsangebote empfohlen, um die Schmerzen zu lindern und das Gangbild zu stabilisieren. Es wäre sinnvoll zu überlegen, ob die alleinige Betreuung durch die Hausärztin ausreicht, da es bei Coxarthrose ratsam sein könnte, einen Orthopäden hinzuzuziehen. Die Einbeziehung eines solchen Spezialisten würde eine umfassende Beurteilung des aktuellen Zustands der Hüfte/Arthrose ermöglichen sowie eine ganzheitliche Beratung, einschließlich passender Medikamente zur Schmerzlinderung (Bauernfeind, 2024). Möglicherweise könnte das Tragen einer Hüftorthese bereits die Schmerzen lindern und das Gangbild stabilisieren. Die Möglichkeit eines künstlichen Hüftgelenks könnte die Mobilität verbessern und möglicherweise auch die Schmerzen verringern (ebd.). Es ist jedoch zu bedenken, dass Frau Zeikert sich in einem fortgeschrittenen Alter befindet und eine solche Operation möglicherweise eine Herausforderung darstellt.

Die letzte Diagnose zeigt eine rezidivierende depressive Störung, wobei derzeit keine Symptome vorliegen, jedoch mit der Einschränkung, dass sie gegenwärtig begrenzt ist. Es könnte in Betracht gezogen werden, einen Psychiater/Neurologen aufzusuchen, auch wenn dies derzeit nicht unbedingt erforderlich erscheint. Es ist wichtig, dies im Auge zu behalten und langfristig zu planen, falls die Symptome dieser Störung in Zukunft wieder stärker auftreten sollten.

Für keine dieser Erkrankungen nimmt Frau Zeikert eigenverantwortlich die verschriebenen Medikamente ein.

Weitere Vorerkrankungen, z. B. die Veranlagung einer Demenz oder ähnlichen neurologischen Krankheitsbilder in der Familie, sind nicht bekannt, insofern kann an dieser Stelle noch keine fundierte Einschätzung abgegeben werden.

Angesichts der eingeschränkten Mobilität von Frau Zeikert wäre es ratsam, einen Krankentransport zu nutzen, um Arztbesuche zu ermöglichen. Da dies normalerweise erst ab Pflegegrad 3 oder bei außergewöhnlicher Gehbehinderung möglich ist, und sie nur über Pflegegrad 2 verfügt, sollte ein Antrag auf den Grad der Behinderung nach dem Schwerbehindertenrecht gestellt werden, mit dem Merkzeichen "aG" (außergewöhnliche Gehbehinderung). Darüber hinaus sollte die Familie durch die Pflegeberatung über diese Möglichkeiten informiert werden.

c) Wohnverhältnisse

Beim Hausbesuch bei der Familie Zeikert wurde ich bereits freundlich vom Ehepaar und ihrer Tochter erwartet. Der Kaffeetisch war gedeckt, und die benötigten Unterlagen, wie Befunde und das Gutachten des MDK lagen gut sortiert und vorbereitet bereit. Die Wohnung war gemütlich und sauber. Alle Beteiligten waren offen und neugierig für das anstehende Pflegeberatungsgespräch.

Angesichts von Frau Zeikerts körperlichen Erkrankungen und der Tatsache, dass die Wohnung nicht barrierefrei ist, besteht die ernsthafte Gefahr von Verletzungen, weshalb sie regelmäßige Hilfe benötigt. Es ist von prognostischer Bedeutung, dass Frau Zeikert in einer barrierefreien Wohnung lebt, um sich möglichst eigenständig versorgen zu können und um ernsthafte Verletzungen zu vermeiden. Angesichts des fortgeschrittenen Alters des Ehepaars und der Diagnosen von Frau Zeikert sollte daher erörtert werden, ob wohnraumverbessernde Maßnahmen bekannt sind und ob die Familie deren Umsetzung wünscht. Beispiele hierfür könnten der Austausch der Badewanne gegen eine Dusche oder die Beseitigung von Bodenschwellen sein, um Barrierefreiheit zu gewährleisten. Eine erhöhte Barrierefreiheit würde es Frau Zeikert ermöglichen, sich besser selbst zu versorgen und den Rest der Familie zu entlasten.

d) soziale Einbindung / Analyse des Netzwerks

Es ist noch unklar, ob Frau Zeikert Kontakt zu ihren Nachbarn pflegt und ob sie möglicherweise von dort aus Hilfe in Anspruch nehmen könnte. Es wurde auch nicht erwähnt, ob sie Kontakt zu weiteren Angehörigen hat, was möglicherweise weitere Recherchen erfordern würde. Darüber hinaus sollte ermittelt werden, ob sie möglicherweise Kontakte zu Freunden und Bekannten hat, die dazu beitragen könnten, sie aus ihrer Isolation zu führen oder die Bereitschaft hätten, sie zu einem Termin beim Neurologen zu begleiten.

Es wäre wichtig herauszufinden, ob Frau Zeikert Mitglied einer Kirchengemeinde oder eines Vereins ist oder war, um die Möglichkeit einer Wiederbelebung ihrer Verbindung zu einem aktiven sozialen Leben zu prüfen. Auf diese Weise könnte ihr erneut ein Gefühl der Zugehörigkeit und des Gebrauchtwerdens vermittelt werden.

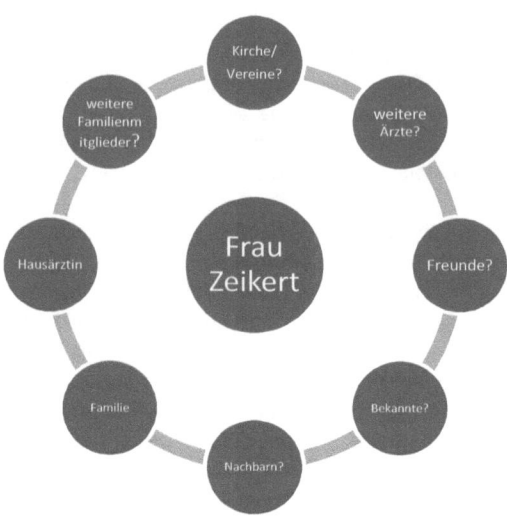

Abbildung III: Quelle: 8-Felder-Netzwerkkarte, Prof. Dr. Dieter Röh angelehnt nach Früchtel, Budde, S. 4

Bisher wurde nur von der Hausärztin gesprochen, daher wäre es wichtig nachzufragen und zu klären, ob es noch weitere Ärzte oder Therapeuten gibt, die in die Behandlung einbezogen werden sollten. Dies könnte das Hilfesystem im besten Fall erweitern und den betagten Ehemann sowie die berufstätige Tochter entlasten. Insofern zeigt die Netzwerkanalyse bisher nur zwei sichere Posten (Familie und Hausärztin) an. Die Verfügbarkeit des Netzwerks ist in der 8-Felder-Netzwerkkarte, die mit einem Fragezeichen versehen und sind noch abzuklären.

e) Finanzen
Beim ersten Telefonkontakt gab Frau Zeikerts Tochter an, dass sie mit der Pflege ihrer Mutter überfordert sei und sich Sorgen um ihren Arbeitsplatz mache. Alle drei Beteiligten sind sich einig, dass sie Hilfsmaßnahmen in Anspruch nehmen möchten, aber unsicher sind, ob sie sich dies finanziell leisten können. Die monatlichen Einnahmen belaufen sich auf 1400,- € Rente für das Ehepaar, 200,- € Miete von der Tochter und ein Eigenvermögen von 18000,- €.

Die monatlichen Ausgaben für das Haus belaufen sich auf 700,- €, dazu kommen 70,- € für Strom und Telefon. Außerdem gibt es monatliche Ausgaben von 40,- € für Pflege- und Krankenversicherung sowie 35,- € für andere Versicherungen. Nach Abzug aller Fixkosten bleibt dem Ehepaar ein Betrag von 755,- € pro Monat für den persönlichen Lebensunterhalt, einschließlich Lebensmitteleinkäufen. Hinzu kommen zusätzlich und ab dem 01.01.2024 eine Erhöhung auf 332,- € Pflegegeld aufgrund von Pflegegrad 2. Das Pflegegeld wird der pflegebedürftigen

Person nicht als Einkommen beim Antrag auf Wohngeld angerechnet (Mittendrin e. V., 2024).

Die gemeinsame Analyse der finanziellen Situation ergab, dass das Ehepaar aufgrund eines zu niedrigen Einkommens und hoher Mietkosten einen berechtigten Anspruch auf Wohngeld hat. Somit obliegt es der Pflegeberatung, den Wohngeldrechner anzusprechen, um ein kurzes Rechenbeispiel durchzuführen. Die Aufklärung bzgl. der Vermögensfreigrenze, die in der Regel 60.000 Euro bei einer alleinstehenden Person und 30.000 Euro für jedes weitere Haushaltsmitglied beträgt, erfolgt ebenfalls in diesem Zusammenhang (Verbraucherzentrale, 2023).

Ebenso könnte Frau Zeikerts Tochter, die sowohl ihre Mutter pflegt als auch berufstätig ist und zeitlich stark belastet ist, auf die Möglichkeit einer Freistellung (Teilzeit möglich) hinwiesen werden. „Pflegende nahe Angehörige können Freistellungen nach dem Pflegezeitgesetz und nach dem Familienpflegezeitgesetz auch kombiniert in Anspruch nehmen (Bundesministerium für Gesundheit, 2023). Die Gesamtdauer aller Freistellungsmöglichkeiten beträgt zusammen höchstens 24 Monate (ebd.).

Frau Zeigerts Tochter könnte auch an dem Pflegeunterstützungsgeld interessiert sein, das einmal jährlich für einen Zeitraum von 10 Tagen beantragt werden kann. Zusätzlich dazu kann sie bei der Krankenkasse Geld für die Verhinderungspflege beantragen, das sie dazu nutzen könnte, um sich eine Auszeit zu nehmen und jemanden zu bezahlen, der beispielsweise die Pflege ihrer Mutter übernimmt oder sie zu Arztterminen begleitet.

f) Gesetzliche Betreuung

Es gibt keine Informationen darüber, ob Frau Zeikert früher in der Lage war, eigenverantwortlich ihre alltäglichen Verpflichtungen zu erfüllen. In den letzten Monaten haben jedoch ihre gesundheitlichen Beschwerden dazu geführt, dass ihr Ehemann und insbesondere ihre Tochter sich hauptsächlich um die Korrespondenz mit Ämtern und die Bezahlung von Rechnungen kümmern. Da sie außerhalb wohnen und nicht einfach mit öffentlichen Verkehrsmitteln zur Bank fahren können, übernimmt die Tochter auch diese Aufgaben. Im Erstgespräch hat die Tochter deutlich gemacht, dass sie neben ihrer anspruchsvollen beruflichen Tätigkeit die Pflege ihrer Mutter übernimmt und abends nach der Arbeit für die Bedürfnisse ihrer Eltern da ist, insbesondere für die Erledigung der behördlichen Angelegenheiten. Sie fühlt sich dadurch überfordert. Angesichts dieser Umstände könnte es sinnvoll sein, die Möglichkeit einer gesetzlichen Betreuung in Betracht zu ziehen. Andererseits könnte eine bessere Organisation der Pflege und Betreuung dazu führen, dass diese Aufgaben nicht mehr als belastend empfunden werden.

4. Serviceplanung

Ausgangspunkt der Serviceplanungen sind die Ziele und Wünsche der ratsuchenden Person und in diesem Fall Frau Zeikerts (LVR/LVR, 2019). Diese Fokussierung soll die Selbstbestimmung von Frau Zeikert fördern und sie in den Mittelpunkt der Planungen stellen (ebd.). Der Ehemann und die Tochter von Frau Zeikert werden im Prozess mit eingebogen, da sie von der aktuellen Situation mit betroffen sind.

In S.M.A.R.T. formulierte Zeile motivieren, setzen Energien frei, erhöhen den Durchhaltewillen, schaffen Klarheit und Transparenz, wenn die Beteiligten wissen, um welche es geht (ebd.).

Während des Hausbesuchs kristallisierten sich folgende S.M.A.R.T-Ziele heraus, die 5 Lebensbereiche zuzuordnen sind:

Wohnen I:

- Frau Zeikert und ihr Ehemann wohnen weiterhin in ihrer Erdgeschoßwohnung.

- Die Wohnung wurde im Bereich Badezimmer und Türschwellen barrierefrei umgestaltet, dadurch kann Frau Zeikert sich problem- und gefahrenlos in den Räumlichkeiten bewegen.

Wohnen II:

- Die Tochter von Frau Zeikert hat gemeinsam mit ihrer Mutter Wohngeld beantragt und erhalten monatlich den Zuschuss.

- Alle behördlichen und finanziellen Angelegenheiten werden fristgerecht von der Tochter erledigt, die eine Generalvollmacht besitzt.

- Eine Patientenverfügung für Frau Zeikert und ihrem Ehemann wurde aufgesetzt.

- Frau Zeikert besitzt einen Schwerbehindertenausweis mit dem Merkzeichen „aG" für außergewöhnliche Gehbehinderung und nutzt den Krankentransport für notwendige Arztbesuche.

Gesundheit:

- Frau Zeikert hat für sich passende Fachärzte gefunden und besucht sie im 3 - 4 x im Quartal zuverlässig. Zudem nimmt sie 2 x täglich zuverlässig ihre verordneten Medikamente ein. Dadurch konnte sie ihre gesundheitliche Stabilisierung sowohl körperlich als auch psychisch erlangen.

- Frau Zeikert besitzt einen Rollator und trägt bei wichtigen Gesprächen und Arztbesuchen ihr Hörgerät.

Tagesstruktur/Freizeit:

- Frau Zeikert besucht 1 x pro Woche die Physiotherapie/Krankengymnastik und behält dabei ihre Motivation.

Soziale Kontakte:

- Frau Zeikert erhält 1x pro Woche Besuch von einer Dame aus der Kirchengemeinde sowie 1x im Monat von ihrer Freundin.

Basierend auf diesen Anforderungen könnte ein Service- oder individueller Versorgungsplan wie folgt aussehen:

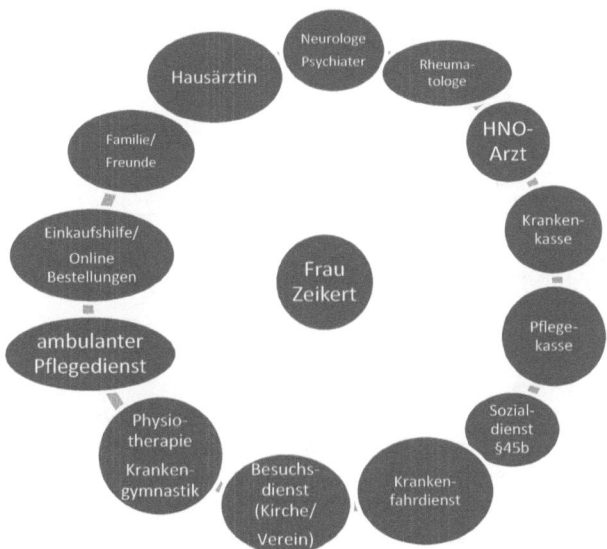

Abbildung IV: Quelle: 8-Felder-Netzwerkkarte, Prof. Dr. Dieter Röh angelehnt nach Früchtel, Budde, S. 4

Die Netzwerkkarte veranschaulicht die möglichen Akteure, wobei die Fachkompetenz der Pflegeberatung dort endet, wo die Betroffenen mit den zuständigen

Fachexperten vernetzt sind. Schriftliche Informationen zur Nachverfolgung werden den Betroffenen sofort ausgehändigt, um besser zugänglich zu sein.

Was soll zukünftig konkret erreicht werden? (Ziele s.m.a.r.t. formulieren mit einer für den Klient*in überschaubaren Anzahl)	Bis wann? Datum	Was soll getan werden, um die Ziele zu erreichen? (Tätigkeiten, damit das angestrebte Ziel Zustand eintritt)	Wer soll das tun?	Wo soll das gemacht werden?
Wohnung I: Die Wohnung wurde im Bereich Badezimmer und Türschwellen barrierefrei umgestaltet, dadurch kann Frau Zeikert sich problem- und gefahrenlos in den Räumlichkeiten bewegen. Beispiel	6 Monate 31.07.2024	- Informationsbeschaffung - Unterstützung Antragsverfahren - Beratung zur Auswahl der Anpassungen - Kontaktaufnahme KK - Kommunikation mit der KK - Recherche von Anbietern	Pflegeberaterin Tochter	Wohnung

Quelle: LVR Rheinland BEI_NRW - Maßnahme und Ziele Katalog, 2024

5. Linking / Umsetzung

Menschen, die nach Rat suchen, stehen oft vor bedeutenden Veränderungen, die ihr tägliches Leben stark beeinflussen und zu mangelnder Zusammenarbeit führen können. Daher ist es entscheidend, Ziele und Schritte mit angemessener Sensibilität vorzuschlagen und das individuelle Tempo jeder Person bei der Umsetzung zu berücksichtigen. Wenn Case-Management als Form der Unterstützung verwendet wird, sind in der Regel koordinierte Maßnahmen erforderlich, die gleichzeitig angegangen werden müssen und unterschiedliche Zeitaufwände für ihre Umsetzung, Entwicklung oder Durchführung haben. Der Umfang der erforderlichen Maßnahmen und die Vielzahl der involvierten Personen können für die Betroffenen überwältigend sein und zu dem Gefühl führen, dass in ihre gewohnten Routinen und Abläufe eingegriffen wird. Im Fall von Frau Zeikert begegnen die Familienmitglieder der Pflegeberaterin aufgeschlossen und freundlich. Alle

Beteiligten sind sich darüber im Klaren, dass die aktuelle Situation langfristig nicht nachhaltig ist und dass sie ihren Alltag in dieser Weise nicht mehr lange bewältigen können. Dennoch ist es von Bedeutung, dass der Case-Manager seine Vorschläge für Maßnahmen unter Berücksichtigung der Prinzipien von Wahlfreiheit und Neutralität anbietet, um den Klienten weiterhin zu unterstützen und ihm zu versichern, dass seine Bedürfnisse an erster Stelle stehen. Letztendlich müssen die Maßnahmen im Einklang mit den Rahmenbedingungen und zum Wohle von Frau Zeikert durchgeführt werden können.

Für die Pflegeberatung ist es daher wichtig, die jeweiligen Akteure zu vernetzen und ihre Interaktion und Kommunikation in gemeinsamen Treffen zu fördern.

Daher ist es entscheidend, dass die Pflegeberaterin regelmäßigen Kontakt mit Frau Zeikert aufrechterhält und sie aktiv in die Abläufe der Prozesse einbezieht, sie über den Ablauf informiert und ihr die Möglichkeit gibt, ihre Bedenken zu den Maßnahmen zu äußern und gemeinsam Lösungen zu finden. Obwohl Frau Zeikert bisher positiv auf die Ziele reagiert hat, besteht die Möglichkeit, dass diese Einstellung nachlässt, wenn es um konkrete Entscheidungen bezüglich der Maßnahmen geht. Oft zögern Menschen, eine beratende Person in ihren Alltag einzubeziehen, sei es aus Schamgefühlen oder dem Wunsch, das Ausmaß ihrer Probleme zu verbergen, wie zum Beispiel durch die Ablehnung, ein Hörgerät für wichtige Gespräche zu tragen oder ihre Medikamente wieder unregelmäßig einzunehmen. Deshalb ist es besonders wichtig, Frau Zeikert die Notwendigkeit bestimmter Maßnahmen zu erklären und eng mit ihr zu kommunizieren und zu koordinieren. Das Aufsuchen neuer Ärzte und die Umsetzung verordneter Therapien könnten hier auf Widerstand stoßen.

6. Monitoring / Draufsicht

Während des individuellen Beratungsmanagements ist es von Bedeutung, dass die Pflegeberatung sensibel wahrnimmt, welche Maßnahmen zu welchem Zeitpunkt empfohlen werden sollten und von den Klienten akzeptiert werden. Die Anzahl der involvierten Akteure spielt ebenfalls eine zentrale Rolle, da bereits die Pflegeberatung einen deutlichen Einfluss haben kann. Obwohl die Ziele des Ratsuchenden an erster Stelle stehen, können die notwendigen Maßnahmen, um diese zu erreichen, von den Vorstellungen des Klienten abweichen. Während des Beratungsprozesses können sich auch Änderungen am Versorgungs- und Serviceplan als notwendig erweisen. Es ist wichtig, dass Frau Zeikert nicht nur offen für Vorschläge und Veränderungen ist, sondern auch, dass die Pflegeberatung sich individuell auf die Bedürfnisse der Familie Zeikert einstellt, die in einem fragilen Wechselspiel mit den aktuellen Rahmenbedingungen stehen. Die Pflegeberatung sollte kontinuierlich die Ergebnisse der beteiligten Dienstleister abgleichen und auch Frau Zeikerts Einschätzung zum Verlauf der Maßnahmen in die Bewertung einbeziehen, um ein umfassendes Bild zu erhalten. Auf diese Weise kann die Pflegeberatung einerseits die Qualität der vereinbarten Leistungen und deren Akzeptanz durch Frau Zeikert bewerten, um sicherzustellen, dass die angestrebten Ziele erreicht werden. Durch den konsequenten Abgleich zwischen den geplanten und tatsächlich umgesetzten Maßnahmen wird die Grundlage für die notwendige Analyse von Abweichungen durch die Pflegeberatung geschaffen. Dabei sind Abweichungen und Anpassungen des Versorgungsplans kaum zu vermeiden. Im vorliegenden Fall könnte es zum Beispiel vorkommen, dass Frau Zeikert und ihre Tochter mit dem Ausfüllen von Anträgen, wie beispielsweise für Wohngeldunterstützung, überfordert sind und diese Maßnahme ablehnen. In einem solchen Fall könnte es sinnvoll sein, die gesetzliche Betreuung anzuregen. Zudem sollte die Pflegeberatung bei der Antragstellung unterstützen. Bei Überforderung im Zusammenhang mit der Beantragung von Verhinderungspflege könnte beispielsweise, falls ein Pflegedienst vorhanden ist, dieser aktiviert werden, um den Antrag bei der Krankenkasse zu stellen. Viele Pflegedienstleister sind bereit, solche Aufgaben zu übernehmen, wenn im Gegenzug die Übernahme von Pflegemaßnahmen sichergestellt ist. Die Dokumentation im Rahmen der Fallsteuerung ist äußerst wichtig. Ein präziser und detaillierter Serviceplan sollte die Ausgangssituation, die vereinbarten Ziele und Maßnahmen sorgfältig festhalten. Auch die Ergebnisse, Abweichungen und Hindernisse müssen messbar beschrieben und analysiert werden. Eine solche Dokumentation der Beratungsphase ist unerlässlich, um sicherzustellen, dass alle Beteiligten im Beratungsprozess einen umfassenden Überblick über die verfügbaren Ressourcen und Netzwerke haben, die die Fallbegleitung beeinflussen. Dadurch können Anpassungen zeitnah vorgenommen und die ursprünglichen Zielvereinbarungen umgesetzt werden. Die Dokumentation anhand des Serviceplans ermöglicht eine klare Verfolgung der erforderlichen Maßnahmen sowie ein ausgewogenes Verhältnis von Kontrolle, Intervention und Selbstregulation.

7. Evaluation / Auswertung

Ein bedeutender Teil der Arbeit in der Pflegeberatung besteht darin, Verbindungen zu anderen Beteiligten herzustellen, Unterstützungsmaßnahmen zu initiieren und die Vernetzung und Kommunikation zwischen ihnen zu ermöglichen. Wenn sich im Verlauf der Fallbetreuung kein zusätzlicher Handlungsbedarf ergibt, wird eine abschließende Bewertung des jeweiligen Falls durchgeführt. Im Falle von Frau Zeikert ist anzunehmen, dass sie mit ganzheitlicher Unterstützung durch involvierte Akteure und Dienstleistungen in ihrer Erdgeschosswohnung bleiben kann. Es ist jedoch entscheidend, beispielsweise Anpassungen am Wohnraum vorzunehmen und die finanzielle Situation durch einen Antrag auf Wohngeld zu verbessern. Darüber hinaus ist es erforderlich, dass Frau Zeikert bereit ist, ihre Medikamente einzunehmen und neue Ärzte aufzusuchen, um selbstständiger zu werden und wieder mehr für sich selbst zu tun. Vor dem Abschluss des Falls ist es entscheidend, ein abschließendes Gespräch mit der Familie Zeikert zu führen, das darauf abzielt zu ermitteln, inwieweit die ursprünglich festgelegten Ziele erfolgreich umgesetzt wurden. Dieses Gespräch ist von großer Bedeutung und darf keinesfalls in seiner Wichtigkeit vernachlässigt werden. Es muss nun bewertet werden, ob die anfänglichen Probleme aus der Sicht der Klientin reduziert oder behoben wurden.

Falls die vereinbarten SMART-Ziele nicht oder nur teilweise erreicht wurden, sollten die Gründe für diese unvollständige Zielerreichung offen kommuniziert werden. Dabei ist es wichtig, die Zufriedenheit des Klienten sowie die Leistung der beteiligten Dienstleister und Akteure erneut abschließend zu bewerten. Obwohl dieses Feedback im Verlauf der Fallbegleitung prozesshaft anhand der Dokumentation im Serviceplan erfolgen sollte.

An diesem Punkt wird deutlich, wie wichtig es im Begleitungsprozess ist, dass die Pflegeberatung lediglich als ordnende und überwachende Instanz fungiert. Der Klient gewöhnt sich dabei daran, zukünftig ohne die direkte Unterstützung der Pflegeberatung zurechtzukommen und sich auf einen Alltag einzustellen, den er lediglich mit Hilfe der hinzugezogenen Dienstleister und Akteure bewältigt.

Nach dem Abschlussgespräch, in dem offene Fragen und Bedenken angesprochen werden können oder sollten, endet die Pflegeberatung ihren Auftrag und archiviert den Fall. Dazu gehört auch die schriftliche Entlassung aus den Aufgaben des Case Managements. Anschließend führt die Pflegeberaterin oder der Pflegeberater eine externe Evaluierung durch, die vor allem darauf abzielt, Mängel in den grundlegenden Strukturen aufzuzeigen, wie beispielsweise bei der Bereitstellung gesetzlich vorgeschriebener Dienstleistungen wie psychotherapeutischer Behandlung oder Hilfe bei der Erstellung einer Einkaufsliste. Sollten sich dabei deutliche Defizite in der Dienstleistungslandschaft zeigen, ist es wichtig, diese an die entsprechenden Ressourcen und Akteure weiterzuleiten, damit eine zuverlässige Infrastruktur für unterstützende Maßnahmen zugunsten der Klienten langfristig gewährleistet werden kann, auch nach Abschluss der Pflegebegleitung.

8. Fazit

Bereits im ersten Gespräch wurde offensichtlich, dass Frau Zeikert aufgrund ihrer gesundheitlichen Situation und sozialen Isolation nicht in der Lage ist, ihren Alltag eigenständig zu bewältigen. Es ist klar, dass sie externe Unterstützung benötigt, da sie nicht in der Lage ist, die erforderlichen Ressourcen alleine zu nutzen. Insbesondere für Menschen, die zuvor selbstständig waren, kann es schwer sein zuzugeben, dass sie nun konkrete Hilfe benötigen, um ihren Alltag zu bewältigen.

Aktuell hat Frau Zeikert nur wenige soziale Kontakte. Es ist offensichtlich, dass ihre stark verschlechterte gesundheitliche Verfassung dazu geführt hat, dass sie resigniert hat und die Motivation verloren hat, sich zurückzuziehen und dem Geschehen passiv gegenüberzustehen.

Wenn Frau Zeikert durch die Unterstützung entsprechender Fachkräfte und medizinischer Betreuung wieder aktiver werden kann, könnte ein erfolgreicher Abschluss des Fallmanagements für diesen Fall in Aussicht stehen. Dies könnte durch Anpassungen der Wohnräume, um sie barrierefrei zu gestalten, sowie durch eine verbesserte finanzielle Situation erreicht werden, die es ermöglicht, Unterstützungsdienste in Anspruch zu nehmen.

Es ist von Bedeutung zu betonen, dass die Einbindung externer Dienstleister nicht nur Frau Zeikert unterstützen würde, sondern auch dazu beitragen könnte, die stressige Situation der Tochter und des Ehemanns deutlich zu entlasten. Die Beantragung von Wohngeld und zusätzlichen finanziellen Mitteln, wie etwa Verhinderungspflege, um weitere Pflege- oder Dienstleistungen in Anspruch zu nehmen, könnte die Familie entlasten und die Gesamtsituation entspannen.

Die Unterstützung durch externe Dienstleister und die Inanspruchnahme finanzieller Leistungen könnten dazu beitragen, die Belastung für die Familie zu verringern und die Pflege von Frau Zeikert besser zu organisieren. Dies könnten auch die familiären Beziehungen stärken und dazu beitragen, dass sich alle Beteiligten weniger überfordert fühlen.

Abbildung-, Quellen- und Literaturliste

Abb. 1. Deckblattabbildung – Pflegeberatung - Online verfügbar unter: https://miacosa-pflege.de/leistung/pflegeberatung/ [Zugriff am: 05.01.2024].

Abb. 2. Röhr, Dieter Prof. Dr. (2014): Soziale Netzwerke - Analyse und Interventionsmöglichkeiten - Online verfügbar unter: https://www.dg-sas.de/media/filer_public/cd/46/cd463127-f628-4d4a-8a75-5ddc683b780c/handout_netzwerkanalyse_und_-intervention_roeh.pdf - angelehnt an: Früchtel, F.; Cyprian, G.; Budde, W. (2010a): Sozialer Raum und Soziale Arbeit. Textbook: Theoretische Grundlagen. Wiesbaden: VS Verlag für Sozialwissenschaften [Zugriff am: 07.01.2024].

Abb. 3. Röhr, Dieter Prof. Dr. (2014): Soziale Netzwerke - Analyse und Interventionsmöglichkeiten - Online verfügbar unter: https://www.dg-sas.de/media/filer_public/cd/46/cd463127-f628-4d4a-8a75-5ddc683b780c/handout_netzwerkanalyse_und_-intervention_roeh.pdf - angelehnt an: Früchtel, F.; Cyprian, G.; Budde, W. (2010a): Sozialer Raum und Soziale Arbeit. Textbook: Theoretische Grundlagen. Wiesbaden: VS Verlag für Sozialwissenschaften [Zugriff am: 07.01.2024].

Bauernfeind (2024): Coxathrose – Ursachen, Symptome und Behandlung der Coxathrose – Online verfügbar unter: https://www.bauerfeind.de/de/gesundheit/arthrose/coxarthrose-ursachen-symptome-und-therapie#:~:text=Die%20Coxarthrose%20beschreibt%20degenerative%20Vorg%C3%A4nge,f%C3%BCr%20jede%20Form%20der%20Arthrose. [Zugriff am: 17.01.2024].

Bundesministerium für Gesundheit (2023): Wohnumfeldverbessernde Maßnahmen - Online verfügbar unter: https://www.bundesgesundheitsministerium.de/leistungen-der-pflege/wohnumfeldverbessernde-massnahmen. [Zugriff am 18.01.2024].

Bundesministerium für Gesundheit (2023): Vereinbarkeit von Pflege und Beruf - Freistellung nach dem Pflegezeitgesetz - Online verfügbar unter: https://www.bundesgesundheitsministerium.de/leistungen-der-pflege/vereinbarkeit-von-pflege-und-beruf#:~:text=Pflegende%20nahe%20Angehörige%20können%20Freistellungen,beträgt%20zusammen%20höchstens%2024%20Monate. [Zugriff am: 21.01.2024].

Bundesministerium für Wohnen, Stadtentwicklung und Bauwesen (2023): Wohngeldrechner - Online verfügbar unter: https://www.bmwsb.bund.de/Webs/BMWSB/DE/themen/stadt-wohnen/wohnraumfoerderung/wohngeld/wohngeldrechner-2023-artikel.html. [Zugriff am 19.01.2024].

Deutschen Berufsverband der Hals-Nasen-Ohrenärzte e.V. (2024): Altersschwerhörigkeit (Presbyakusis) - Online verfügbar unter: https://www.hno-aerzteim-netz.de/krankheiten/schwerhoerigkeit/altersschwerhoerigkeit-presbyaku-sis.html. [Zugriff am: 18.01.2024].

Die Direktorin des Landschaftsverbandes Rheinland und der Direktor des Landschaftsverbandes Westfalen-Lippe (2019): Bedarfe ermitteln - BEI_NRW – Online verfügbar unter: https://www.lwl-inklusionsamt-soziale-teil-habe.de/media/filer_public/e8/05/e805d76d-f543-481a-a356-334001154fc8/2019_04_30handbuch_bei-nrw_internet.pdf. [Zugriff am: 20.01.2024].

Mittendrin e.V. (2024): Pflegegeld darf nicht als Einkommen anerkannt werden - Online auffindbar unter: https://www.mittendrin-koeln.de/beratung/beratungs-themen/detail/pflegegeld-darf-nicht-als-einkommen-auf-grundsicherung-oder-andere-leistungen-angerechnet-werden#:~:text=Das%20Pflege-geld%20wird%20bei%20der,beim%20Antrag%20auf%20Wohngeld%20ange-rechnet. [Zugriff am 19.01.2024].

Rheuma-Liga (2024): Fibromyalgie-Syndrom - Online verfügbar unter: https://www.rheuma-liga.de/rheuma/krankheitsbilder/fibromyalgie. [Zugriff am: 18.01.2024].

Verbraucherzentrale (2024): Wohngeld: Wer bekommt es und wie Sie es bean-tragen - Online verfügbar unter: https://www.verbraucherzentrale.de/wis-sen/geld-versicherungen/kredit-schulden-insolvenz/wohngeld-wer-es-bekommt-und-wie-sie-es-beantragen-78141#:~:text=Sie%20erhal-ten%20auch%20kein%20Wohngeld,mehr%2C%20wird%20es%20eben-falls%20schwierig. [Zugriff am 19.01.2024].